LES TRAITEMENTS

DE LA

CHLOROSE

LES TRAITEMENTS

DE LA

CHLOROSE

PAR

Le Docteur Émile MORY

DOCTEUR EN MÉDECINE DE LA FACULTÉ DE PARIS

EX-INTERNE A L'HOTEL-DIEU DE CLERMONT-FERRAND

ANCIEN INTERNE DES HOPITAUX DE PARIS

PARIS

G. STEINHEIL, ÉDITEUR

2, RUE CASIMIR-DELAVIGNE, 2

1893

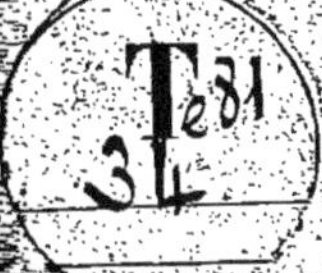

LES TRAITEMENTS

DE LA

CHLOROSE

PAR

Le Docteur Émile MORY

DOCTEUR EN MÉDECINE DE LA FACULTÉ DE PARIS

EX-INTERNE À L'HOTEL-DIEU DE CLERMONT-FERRAND

ANCIEN INTERNE DES HOPITAUX DE PARIS

PARIS

G. STEINHEIL, ÉDITEUR

2, RUE CASIMIR-DELAVIGNE, 2

1893

INTRODUCTION

Bien que le meilleur mode de traitement de la chlorose, c'est-à-dire le traitement par le fer, soit connu depuis longtemps, on est obligé d'admettre que dans ces dernières années, des progrès très sérieux ont été faits, surtout au point de vue de la direction de ce traitement. Si la pathogénie de la chlorose n'est guère plus élucidée qu'il y a quelque trente ans, on est arrivé avec la plus grande précision à connaître les altérations du sang et l'état des modifications que subit, dans cette maladie le chimisme stomacal.

C'est principalement aux travaux de M. le professeur Hayem que que l'on doit les renseignements précis que l'on possède sur l'état du sang et du suc gastrique des chlorotiques. C'est également à lui que l'on doit d'être fixé, d'une façon très nette, sur la forme définitive du traitement rationnel de la chlorose.

Les travaux auxquels nous venons de faire allusion ont été repris par bien des auteurs, et ont fait l'objet de nombreuses revues. Nous avons cependant cru faire une œuvre utile, en présentant un tableau d'ensemble des progrès accomplis dans ces dernières années.

Nous essayons de montrer que le traitement de la chlorose n'est pas aussi simple que le pensent certains médecins, et surtout qu'il n'est pas susceptible d'êtrecondensé dans une formule unique, s'appliquant à tous les cas. En présence d'une chlorotique, il faut tenir un compte minutieux des renseignements fournis par l'état du sang et du suc gastrique, car c'est seulement après ces examens, que l'on voit à quel degré d'anémie on a affaire et quel est l'état des voies digestives, conditions sans lesquelles on peut difficilement instituer un traitement efficace. Si dans bien des cas les traitements échouent, on le doit à l'inobservance de ces règles ou à la mise en œuvre de médications surannées et nuisibles. — Nous indiquerons donc non-seulement ce qu'il faut faire; mais aussi et même surtout ce qu'il faut éviter.

Nous avons cru utile, au début de de ce travail, de donner un aperçu général de nos connaissances sur la pathogénie de la chlorose; nous avons résumé les principales notions que l'on possède actuellement sur les altérations hématiques et les modifications du chimisme stomacal, pour en tirer les indications thérapeutiques qui en découlent.

Le fer étant la base du traitement, nous avons cru devoir insister d'une façon spéciale sur l'étude de ses propriétés physiologiques, de son mode d'absorption, de son mode d'action sur les globules du sang. — Nous avons noté les diverses préparations ferrugineuses dont le nombre s'est encore accru récemment, et nous avons précisé, avec soin, celles que l'expérience a définitivement consacrées.

A l'étude du fer, nous avons joint celle des médicaments que l'on a tour à tour essayés dans le traitement de la chlorose.

Nous avons terminé cette étude par l'exposé des moyens hygiéniques, qui peuvent être des adjuvants utiles du traitement, et le moyen d'agir d'une façon spéciale sur les divers symptômes, insistant sur les troubles digestifs, car c'est seulement en s'attaquant d'abord à eux que l'on peut venir à bout des chloroses les plus rebelles.

Nous avons eu soin de mettre en lumière la direction générale du traitement, car il ne suffit pas de connaître la meilleure préparation ferrugineuse il faut surtout savoir à quel moment son emploi devient légitime, et combien de temps il faut le continuer.

Mais avant de commencer ce travail, qu'il nous soit permis d'adresser ici tous nos remerciements à nos premiers maîtres de l'école de Clermont, et à nos maîtres dans les hôpitaux de Paris, principalement:

MM. G. Sée, A. Renault, Pinard, qui ont toujours été pour nous des guides précieux dans le cours de nos études médicales.

Nous sommes également heureux de pouvoir témoigner toute notre gratitude à MM. les docteurs G. Lyon et P. Thiéry, chefs de clinique de la Faculté, pour les savantes leçons qu'ils nous ont données, et l'intérêt qu'ils nous ont toujours porté.

Que M. le professeur Laboulbène veuille bien accepter l'hommage de notre reconnaissance pour l'honneur qu'il nous a fait en acceptant la présidence de ontre thèse.

CHAPITRE I.

De la nature de la chlorose

La Chlorose peut-elle être nettement définie et distinguée des autres anémies au point de vue de ses causes et de ses symptômes ?

C'est une maladie se manifestant seulement au moment de la puberté, presque exclusivement chez la femme, dont la production est vraisemblablement favorisée, soit par un vice fonctionnel de la nutrition d'origine héréditaire, soit par une altération organique du système vasculaire. On doit la distinguer avec soin de toutes les anémies liées à l'évolution des maladies infectieuses chroniques, comme la tuberculose, le cancer, la syphilis, la leucémie ; ou a l'évolution de maladies infectieuses aigües, comme dans la convalescence de la fièvre typhoïde, de la grippe, ou enfin aux intoxications.

Nous n'avons pas à traiter ici l'histoire de la maladie, ni à rappeler toutes les hypothèses que l'on a successivement émises sur sa nature, mais il est nécessaire de dire quelques mots des principales théories pathogéniques, et de rechercher si, de l'examen comparé de ces diverses théories, peut naître quelque indication utile, applicable au traitement de la maladie. Nous passerons rapidement sur les théories surannées, que l'on doit manifestement laisser de côté, pour ne retenir que les plus récentes.

Les auteurs se sont laissé égarer par le grand nombre de symptômes dont l'ensemble constitue la chlorose, et suivant que leur attention était attirée par les troubles digestifs, nerveux, menstruels, ils ont été portés à subordonner l'état anémique à tel ou tel de ces symptômes, prenant ainsi l'effet pour la cause.

La théorie la plus ancienne fait de la chlorose une maladie liée aux troubles de la menstruation. C'était l'avis d'Hippocrate et de Gallien, et jusqu'au moyen-âge, la rétention des menstrues dans la matrice fut considérée comme la cause du mal. De nos jours, cette théorie est abandonnée.

Une autre théorie, moins ancienne, et qui ne rencontra jamais d'ailleurs beaucoup de partisans, considérait la chlorose comme une maladie inflammatoire. On sait que dans certains cas, la maladie s'accompagne de fièvre, puisqu'on a même décrit une chlorose fébrile ; mais il ne suffit pas de constater de la fièvre pour en faire une maladie inflammatoire au sens où l'entendaient les vieux auteurs.

La théorie qui subordonne la chlorose aux troubles nerveux ne peut guère non plus être soutenue. Il est de fait qu'ils sont très fréquents et qu'on ne doit pas voir seulement là une simple coïncidence, car la chlorose met en jeu l'excitabilité nerveuse, mais on ne peut, à l'exemple de Sydenham, rattacher la chlorose à l'hystérie, ni la classer comme Trousseau parmi les maladies nerveuses.

Trois théories plus récentes, méritent d'être examinées sérieusement : l'une fait de la chlorose, une maladie d'origine digestive ; l'autre, une maladie organique ; enfin, la troisième une maladie d'évolution.

1° Depuis longtemps on a constaté la constance des troubles digestifs, et on a successivement incriminé l'estomac, le foie, l'intestin, comme point de départ de la chlorose. Beau invoquait la dyspepsie ; et plus près de nous, un médecin de Reims fort distingué, mais dont les théories sont souvent sujettes à caution, rapportait la chlorose à un ulcère de l'estomac ; pour ui c'était une anémie provoquée par hématémèse. Puis ce ne fut plus l'estomac qui fut incriminé, mais l'intestin et le docteur Duclos de Tours, n'a pas hésité à considérer la constipation comme seule cause vraie de la chlorose. Enfin pour Fox, elle est due à des altérations du foie. Nous signalons simplement ces théories, nous réservant de les examiner plus attentivement dans le chapitre réservé à la chlorose dyspeptique.

2° La question de la pathogénie devint très complexe, lorsqu'on découvrit l'existence d'anomalies vasculaires chez les chlorotiques. On sait que c'est aux travaux de Virchow, Preckel, etc., qu'est due l'étude de l'hypoplasie artérielle si fréquemment constatée à l'autopsie. Leurs recherches nous on, montré que le système artériel est frappé tout entier, mais que les lésions s'observent principalement sur l'aorte ; celle-ci est beaucoup plus étroite qu'à l'état normal, puisque souvent le volume de l'aorte abdominale n'a que les dimensions de l'artère crurale. — Les parois sont minces et élastiques, et les origines

des intercostales, au lieu d'être disposées sur deux
lignes parallèles, sont irrégulièrement disséminées.
Le cœur est tantôt dilaté, tantôt hypertrophié : il est
incontestable que ces altérations se rencontrent
souvent chez les chlorotiques, mais il serait excessif
de les considérer comme la cause unique de la
maladie, car elles ne sont pas constantes et peuvent
se rencontrer en dehors de la chlorose. Ce qui est
vrai, c'est que ces anomalies du système vasculaire
sont, au même titre que les altérations du sang qui
caractérisent l'état chlorotique, l'expression d'une
tare héréditaire. Il est donc impossible d'admettre à
l'exclusion des autres, cette théorie basée sur l'ana-
tomie pathologique, qui, bien que très séduisante au
premier abord, ne s'applique qu'à un nombre de cas
restreint.

3° Reste à examiner la troisième théorie, qui fait de
la chlorose une maladie d'évolution. Les partisans de
cette théorie cherchent à montrer qu'il y a disproportion entre le travail nécessité par une croissance
rapide, et l'assimilation des matériaux nutritifs. C'est
Ashwell qui, le premier, attribua la chlorose à un
arrêt de développement de la constitution. Après lui,
bien des auteurs ont repris la question, et en ont tiré
des conclusions qui, si elles varient dans la forme,
sont au fond l'expression de la même idée. Les expli-
cations qu'ils ont données paraissent de prime abord
tout à fait concluantes, maiscequi fait que cette der-
nière hypothèse ne peut être admise d'une façon
absolue, c'est qu'en aucun cas ils n'ont montré en quoi
consiste cette disproportion entre le travail de la
croissance, et l'assimilation des aliments.

Il est surtout difficile d'admettre qu'elle se rencontre

seulement chez certains sujets, et ne se manifeste pas chez tous à l'époque de la puberté.

En somme, ce que l'on peut conclure des nombreuses discussions relatives à la pathogénie de la chlorose, c'est que l'affection ne se développe que chez certains sujets placés, de par l'hérédité, dans un état d'infériorité physique native, et parmi les causes de cette infériorité, la tuberculose des parents paraît jouer un rôle considérable. D'autre part, des altérations vasculaires, qui sont l'expression de la même déchéance physique, coïncident souvent avec la chlorose, et elles sont les résultats de la même cause, plutôt que la cause même de la chlorose.

Un point parfaitement connu aujourd'hui, et sur lequel nous ne voulons pas insister, c'est qu'à côté de l'influence héréditaire, qui paraît indéniable, il existe un certain nombre de causes occasionnelles, dont le rôle est très important, et que l'alimentation et l'hygiène générale contribuent, pour une grande part, lorsqu'elles sont défectueuses, au développement de la maladie.

Que devons-nous conclure au point de vue thérapeutique? Faut-il instituer un traitement prophylactique ? Nous montrerons dans un des chapitres suivants, qu'il est fort utile, surtout chez les enfants que leurs antécédents héréditaires mettent dans des conditions d'infériorité notable.

Ce qu'il faut savoir enfin, c'est que le traitement est beaucoup plus efficace chez les sujets qui n'ont pas de lésions du système vasculaire, car l'expérience a montré que le traitement échouait presque toujours chez les jeunes filles qui ont les signes de l'hypoplasie vasculaire.

CHAPITRE II

Etude du sang chez les chlorotiques

Nous avons montré que dans la chlorose, si certains troubles du côté de la digestion, des organes génito-urinaires, etc., existent chez quelques sujets, on ne les retrouve pas chez d'autres, tandis que l'on constate toujours et dans tous les cas des altérations très nettes de l'état du sang: c'est d'après elles seules que l'on peut affirmer le diagnostic.

Il sera donc de la plus grande importance, chaque fois que l'on se trouvera en présence d'une chlorotique de faire une analyse complète et minutieuse du sang. C'est elle seule en effet qui pourra donner des renseignements précis sur le degré d'anémie, et permettra d'instituer un traitement approprié.

Mais avant de parler des altérations du sang chez les chlorotiques, il nous paraît nécessaire, pour mieux faire comprendre la question, de rappeler en quelques mots, la composition du sang à l'état normal.

Le sang se compose de deux parties: une liquide et une solide.

La partie liquide ou sérum du sang est composée

d'eau, de matières albuminoïdes : paraglobuline et peptones, de sels inorganiques dont les principaux sont : le chlorure du sodium et le carbonade de soude, et de matières azotées (urée, acide urique, créatine, glucose, oxyhémoglobine, etc.) Nous n'insisterons pas sur la composition du sérum sanguin qui subit dans la chlorose peu ou pas de modifications.

La partie solide ou plasma se compose de globules rouges, de globules blancs et d'hématoblastes.

Les globules rouges ou hématies sont de petits corpuscules arrondis, plats, épais sur les bords un excavés au centre, de forme variable, mais le plus souvent elliptique : On en compte environ 5 millions par mill. cube de sang ; ils sont visqueux, élastiques-malléables, et c'est à eux que le sang doit sa coloration. Tous n'ont pas la même dimension, puisque l'examen microscopique a démontré que sur 100, on en trouve 76 moyens, 12 petits ou globules nains, et 12 grands ou globules géants.

La différence entre ces trois espèces, qui est relativement faible à l'état normal, peut devenir considérable dans certains cas pathologiques.

Les globules rouges sont formés d'un stroma ou globuline, membrane enveloppante de matière albuminoïde, laquelle est gorgée d'une autre matière albuminoïde, ferrugineuse, cristallisable, à laquelle le sang doit sa coloration, qui s'appelle l'hémoglobine. C'est aussi à elle que le sang doit la propriété d'absorber l'oxygène. Sur 100 parties de sang, l'hémoglobine entre pour 12. 3, et elle contient elle même 0,43 pour 100 de fer, mais on ignore sous quelle forme il lui est uni. C'est un phosphate pour les uns, pour d'autres un carbonate, un sous-oxyde de fer ou un sel ferreux.

Les globules blancs ou leucocytes sont des éléments globulaires à reflet grisâtre que l'on rencontre dans le sang en beaucoup moins grande quantité que les hématies puisque l'on n'en compte que 6,000 par millimètre cube.

Les hématoblastes sont de petits corpuscules incolores, beaucoup plus petits que les hématies et de dimensions variables, que l'on rencontre tantôt isolés tantôt soudés les uns aux autres ; on en compte environ 250,000 par mill. cube de sang. Leur fonction principale est de régénérer les globules rouges : ce sont des hématies en voie de formation.

Telle est donc, présentée sous une forme résumée, la composition du sang à l'état physiologique.

Nous allons examiner maintenant quelles sont les modifications qu'il subit dans la chlorose. On a cherché à établir les variations qui pouvaient exister dans la masse totale du sang. et on en est arrivé à conclure qu'elles étaient impossibles à déterminer d'une façon exacte. Ceux qui, en effet, ont voulu prétendre qu'elle était diminuée, n'ont pu arriver à le démontrer nettement.

La partie liquide est peu modifiée : on a remarqué une fluidité plus grande et une adhérence moins intime aux parois du vase dans lequel il est déposé certains auteurs ont insisté beaucoup sur la décoloration du sang chez les anémiques. Il est, en effet, facile de comprendre que l'hémoglobine étant fortement diminuée dans certains cas, comme c'est à elle seule que le sang doit sa coloration, il en résulte une décoloration portant sur la masse totale ; mais ce symptôme n'a pas une grande importance, et, dans les chloroses du premier degré notamment, il peut très bien passer inaperçu. La densité ne varie pas : on a cherché à prouver que le degré d'alcalinité était variable, le plus souvent diminué, mais cela ne se retrouve pas toujours et peut très bien tenir à des causes indépendantes de la maladie. Enfin dans ces derniers temps, on a pu constater que la seule lésion véritable portant sur la partie liquide du sang, était une diminution des chlorures. Bien plus considérables sont les modifications constatées dans la partie solide. Elles portent notamment sur les globules rouges qui sont diminués de nombre et de qualité. M. Hayem s'est attaché avec le plus grand soin à rechercher ces différences. Il a analysé le sang d'un grand nombre de chlorotiques, et, notant chez chaque malade le nombre de globules, la quantité d'hémoglobine que ces globules renfermaient et l'intensité du pouvoir colorant du sang, il a été amené à diviser les anémies en divers degrés :

Un 1ᵉʳ degré, correspondant aux anémies légères, dans lequel le nombre des globules est tombé de 5 millions, chiffre normal, à 4 et même 3 millions par mill. cube. On a constaté peu d'altération dans la forme et la dimension de ces globules, et la richesse en hémoglobine est inférieure de 10 à 20 % à l'état normal.

Dans le 2ᵉ degré, anémie moyenne ; le chiffre des hématies varie entre 2 et 3 millions ; la richesse en hémoglobine est diminuée d'environ 50 % ; et l'on trouve une grande quantité de globules nains à côté de quelques éléments grands et même géants.

Dans le troisième degré, l'anémie grave, la déglobulisation est beaucoup plus accentuée, puisque le

chiffre des hématies tombe à un million, quelquefois
même au-dessous. L'hémoglobine a diminué dans
des proportions notables, et la faiblesse de la valeur
globulaire,qui est inférieure de plus de la moitié à la
normale, montre quelle doit être l'altération des globules.

Le quatrième degré, l'anémie extrême, mettant par
elle-même la vie en danger, est heureusement fort
rare, puisque, dans sa statistique, M. Hayem n'en a
signalé qu'un seul cas. Tous les éléments sont diminués en proportion considérable et la thérapeutique
échoue souvent dans ces cas extrêmes.

La lésion capitale dans la chlorose n'est donc pas
seulement la diminution des globules rouges, c'est
surtout la diminution de la quantité de l'hémoglobine
par rapport au stroma dans chacun de ces globules
rouges en particulier que l'on peut constater en mesu-
rant le pouvoir colorant du sang.

Les globules rouges subissent dans la chlorose des
altérations de forme, de nombre, de dimension et de
composition chimique : circulaires, à l'état normal,
ils perdent en grande partie cette forme primitive ;
ils deviennent ovalaires, en poire, en étoile, en mar-
teau. Ces altérations de forme se retrouvent surtout
dans les anémies du deuxième degré. Malassez en
1877,a fait des études nombreuses sur les changements subis par les globules au point de vue de leur
dimension, et il en a conclu que le diamètre moyen
était augmenté. Mais des recherches plus récentes
ont démontré l'existence d'une grande quantité de
petits globules nains : ce n'est que dans le cas de
chlorose intense que le nombre de globules géants

se trouve augmenté d'une façon appréciable. On est donc forcé de reconnaître que, contrairement à ce qu'avait démontré Malassez, le diamètre moyen des globules rouges est diminué dans la chlorose.

Nous voyons cependant que les changements les plus considérables portent sur la richesse en hémoglobine des globules ; la diminution des globules, en effet, se retrouve aussi et peut-être même plus accentuée dans l'anémie pernicieuse progressive. Mais dans cette maladie, la diminution des globules est le fait capital, car la quantité d'hémoglobine est augmentée pour chacun d'eux en particulier.

C'est ce qui explique que le fer, qui donne des résultats si surprenants dans la chlorose, reste absolument sans action dans l'anémie pernicieuse progressive, dans laquelle l'arsenic produit de bons effets, puisque son emploi se traduit par une réviviscence dans les fonctions hématoblastiques qui sont les plus diminuées dans cette maladie.

Les globules blancs sont intacts, et ne subissent aucune modification dans la chlorose. Nous n'insisterons pas sur ce point, si ce n'est au point de vue du diagnostic. L'on a constaté, en effet, dans presque toutes les maladies se rattachant à une altération du sang, des altérations très accentuées du côté des leucocytes.

Les hématoblastes sont plus nombreux dans la chlorose qu'à l'état normal, surtout dans le second degré. Comme l'a montré Hayem, cette accumulation tient à un ralentissement dans la transformation de ces éléments en hématies : ce qui tend surtout à le prouver, c'est la constatation des grandes fluctuations qu'éprouvent ces éléments au moment de la réparation du sang.

Les seules lésions importantes et très nettes constatées dans la chlorose sont donc celles-ci : appauvrissement du sang, par diminution du nombre des globules, et de l'hémoglobine ; c'est-à-dire du fer. Tous lés essais thérapeutiques se tourneront donc de ce côté, et la seule chose que l'on cherchera avant tout, sera de rendre au sang cette quantité de fer qui lui manque.

La quantité de fer contenue dans le sang, à l'état normal, varie entre 3 grammes et 3 grammes 50. Chez les chlorotiques, ce chiffre diminue pour arriver à 1 gramme 50 et même à 1 gramme. Il faut donc, pour obtenir un résultat satisfaisant, introduire dans l'organisme cette quantité de fer qui a disparu et qui est relativement considérable. Arrivera-t-on à ce résultat, sans donner des médicaments, et simplement par une alimentation spéciale ? — C'est peu probable, puisque l'expérience a démontré qu'avec une ration ordinaire, la quantité de fer, introduit journellement dans l'organisme est de 7 à 8 centigrammes, et si cette dose, chez l'individu sain suffit à la réparation des pertes. elle est absolument insuffisante, pour combler le déficit observé chez les chlorotiques. On pourrait, il est vrai, augmenter la quantité d'aliments, et choisir spécialement ceux qui sont le plus riches en fer, mais ici encore nous nous heurtons à une difficulté insurmontable, car la chlorose étant presque toujours accompagnée de troubles digestifs‘ on ne peut penser à surcharger un estomac qui se refuse déjà à supporter une ration alimentaire normale. D'autre part, les aliments qui contiennent le plus de fer, les viandes fortes, sont ceux qu'un estomac de dyspeptique tolère le plus difficilement.

La grande diminution du fer dans l'organisme explique également le peu de succès des eaux ferrugineuses. Outre que souvent elles entraînent de la constipation et des troubles gastriques, on ne peut en faire prendre par jour qu'une quantité équivalant à 0,02 centigrammes de fer métallique. Il faudrait donc continuer le traitement 75 à 80 jours, et admettre qu'il ne se fait aucune déperdition, pour que la dose ingérée fût suffisante. Or, il est impossible de faire prendre les eaux plus de 25 jours de suite, sans s'exposer à des accidents.

Il résulte donc de tout cela, que l'alimentation à elle seule ne peut suffire à réparer les pertes, que le traitement hydro-minéral est forcément insuffisant, et qu'il peut tout au plus produire momentanément une excitation générale de la nutrition. On est donc tenu, pour arriver à un résultat, de donner le fer médicamenteux, et de le donner à une dose relativement élevée.

CHAPITRE III

Des troubles digestifs de la chlorose

On constate chez presque tous les chlorotiques, l'existence de troubles digestifs, se manifestant sous diverses formes, et variant d'intensité suivant les sujets. L'on comprend très bien que certains auteurs frappés de la fréquence de ces troubles, aient voulu en faire la cause primordiale de la maladie. Nous avons déjà dit ce qu'on devait penser de ces hypothèses, mais sans les admettre comme cause de chlorose, on doit cependant reconnaître qu'elles jouent un rôle des plus importants, au point de vue du développement de la maladie, et de l'institution du traitement.

Le médecin devra surtout porter son attention sur l'époque de l'apparition de la dyspepsie. Chez certains malades elle existe bien avant la chlorose, et d'après Hayem elle est très fréquente au moment même de la puberté. La chlorose se développant dans ces conditions, trouvera un terrain bien plus favorable à son évolution. Chez d'autres, la chlorose existe la première et ce n'est qu'au bout d'un certain temps qu'apparaissent les troubles digestifs. C'est alors que l'on peut accuser les médications mal appropriées ou données en temps inopportun, d'avoir engendré la dyspepsie; ce qui tendrait à le prouver, c'est qu'on la rencontre bien plus souvent chez les malades aisés, qui, ne négligeant rien pour leur traitement, en sont arrivés à fatiguer leur estomac, qu'ils ont surchargé de préparations irritantes. Enfin les cas les plus rares, mais que l'on rencontre cependant, sont ceux dans lesquels chlorose et dyspepsie apparaissent en même temps.

L'intensité de la dyspepsie, n'est pas directement en rapport avec le degré de chlorose. L'analyse montre chez certains malades, un chimisme stomacal à peu près normal, à côté de profondes altérations du sang; chez d'autres au contraire, l'anémie est légère, la dyspepsie intense.

Les troubles digestifs se manifestent par la perte de l'appétit, un dégoût profond pour les aliments, notamment les viandes noires, une perversion du goût, parfois même du pica et de la malacia. — Les digestions se font avec une lenteur exagérée, et souvent les malades au moment de se mettre à table, n'ont pas encore digéré les aliments absorbés 7 à 8 heures auparavant. On comprend bien que dans ces conditions, l'appétit soit diminué.

Les vomissements ne sont pas la règle, et si on les rencontre quelquefois, c'est presque toujours 2 ou 3 heures après les repas, très rarement le matin à jeun.

Les douleurs gastriques jouent un grand rôle chez les chlorotiques. Elles se manifestent tantôt d'une façon continue, tantôt par des crises aïgues et violentes séparées par des périodes de calme; elles sont exagérées par la pression sur le creux épigastrique. Par fois ces douleurs dénotent la présence d'un ulcère stomacal, cas dans lesquels elles sont généralement accompagnées d'hématémise ; mais elles peuvent fort bien exister sans cela, et être simplement dues à la gastralgie ou le plus souvent à la dilatation stomacale.

La dilatation de l'estomac est en effet très fréquente chez les chlorotiques, puisqu'Hayem l'a constaté e 27 fois sur 37 cas observés. Elle peut fort bien être déterminée par le séjour prolongé dans l'estomac des aliments ingérés, qui augmentent les sécrétions de la muqueuse, fermentent, et donnent lieu à la production de substances irritantes et de gaz. Mais cette dilatation n'est pas en rapport avec l'intensité de la dyspepsie.

Au point de vue thérapeutique, il importe surtout de reconnaître les modifications que subissent les sécrétions de l'estomac. On a essayé longtemps de doser l'acide chlorhydrique, que l'on croyait augmenté, sans arriver à des résultats précis, et le jour n'a été fait sur cette question d'une façon absolue, qu'à la suite des expériences de M. Hayem qui a analysé d'une façon très complète le chimisme stomacal chez 72 chlorotiques. Nous reproduisons ici le tableau dans lequel il donne le résultat de ses expériences.

Hyperpepsie générale	sans fermentation	7		
	avec	14	36	
Hyperpepsie chloro-organique	sans	10		42
	avec	5		
Hyperpepsie chlorhydrique	sans	1	6	
	avec	5		
Hypopepsie	sans	16	—	28
	avec	12		
Chimisme normal				2
				72

On voit d'après ce tableau, que, dans la plupart des cas, c'est l'hyperpepsie générale qui domine, et qu'on ne trouve que 6 cas d'hypochlorhydrie.

Or autrefois, il était généralement admis que les troubles digestifs étaient dûs à l'absence d'acides, tandis qu'en réalité, ils sont en excès. On donnait alors aux malades de l'acide chlorhydrique, qui produisait tout naturellement l'effet contraire de ce qu'on attendait.

Il y a indication à soumettre l'estomac à un régime spécial, et surtout à ne pas le surcharger de viandes fortes et d'aliments d'une digestion difficile. Le médecin aura donc le plus grand avantage à connaître l'état du chimisme stomacal. C'est à cela seul qu'il devra de pouvoir instituer un traitement approprié, tandis que le médecin qui agira au hasard, sera très exposé à commettre une erreur et ce qu'il emploiera pour guérir son malade contribuera simplement à aggraver la maladie.

On n'attache généralement pas assez d'importance à l'influence du fer médicamenteux dans la production de troubles digestifs. Dans la plupart des cas, lorsqu'un médecin, appelé à soigner une chlorotique, a nettement établi son diagnostic, il institue immédiatement le traitement ferrugineux. La malade a des troubles digestifs, de la gastralgie, de la constipation, de la perte de l'appétit ; mais on considère tous ces troubles de l'appareil digestif, comme intimement liés à la chlorose, et l'on est persuadé que le traitement par le fer est seul capable de les faire disparaître. Que se passe-t-il dans ces conditions ? Au bout d'un certain temps, on constate qu'aucune

amélioration ne s'est produite ; et les troubles digestifs sont aggravés au lieu d'avoir disparu. La malade s'est pourtant soumise strictement à tout ce qui
lui avait été ordonné. En face de pareils résultats, le
médecin change le mode d'administration du fer, il
le donne sous une autre forme ; mais là encore le
traitement échoue. Que doit-on faire en effet en pareil
cas ? Lorsqu'on se trouve en présence d'une chlorose accompagnée de troubles digestifs, il faut d'a-
bord traiter la dyspepsie, instituer un régime alimentaire sévère, condamner les malades au repos
le plus absolu, et ce n'est qu'au bout d'un temps
parfois assez long. lorsqu'on constatera une amélioration notable du côté de l'estomac. qu'on appliquera
utilement le traitement par le fer, sous la forme qui
paraîtra la mieux appropriée.

Mais. pendant toute la durée du traitement la malade devra continuer à suivre un régime spécial :
on devra la surveiller avec le plus grand soin. et
seulement alors, on pourra retirer d'heureux résultats
de la médication.

En résumé, toutes les fois que l'on se trouve en
présence d'une chlorose dyspeptique, il faudra traiter
d'abord la dyspepsie, en supprimant les médications
qui ont pu la provoquer ; et s'abstenir de toute
intervention, avant la modification du chimisme stomacal.

CHAPITRE IV.

Doit-on traiter la chlorose?

Avant d'entreprendre l'étude des médicaments propres à guérir la chlorose, on doit se poser cette question ; « Doit-on traiter la chlorose, et abandonnée à elle-même, ne disparaîtrait-elle pas naturellement au bout d'un certain temps ? » — La chlorose en effet, est une maladie spéciale aux jeunes filles ; elle se manifeste surtout à l'époque de la puberté ; et il semble qu'en laissant passer cette période critique, la guérison se produirait d'elle-même. Nous répondrons à cette question en nous reportant aux analyses de sang dont nous avons parlé, qui ont été faites chez les chlorotiques. — Nous avons montré que le point capital de la maladie, était une diminution du fer dans le sang, et que ce déficit ne pouvait être comblé même par une hygiène savamment appropriée, et une alimentation forcée, que, dans la grande majorité des cas, l'estomac, du reste, se refusait à supporter, et nous en avons conclu qu'on était forcé de recourir à une médication.

Parmi les chloroses cependant on en observe qui guérissent d'elles-mêmes presque spontanément et sans traitement, mais aussi, à côté de celles-ci, on en rencontre, et c'est le plus grand nombre, qui durent indéfiniment. -- Ce fait s'explique parce que dans les premières, la dyscrasie sanguine est à peine appréciable, ce sont les accidents dyspeptiques et nerveux qui dominent: c'est dans ces cas là surtout qu'on voit des médications autres que le fer, donner de très bons résultats. Mais, dans les cas où l'aglobulie est le fait capital, la médication martiale est formellement indiquée, et sans elle on ne peut espérer une amélioration.

Nous voyons en effet ce qui arrive pour les chloroses non traitées. Elles ont débuté à 16 ou 18 ans; et abandonnées à elles-mêmes, elles sont aggravées par les grossesses et se prolongent jusqu'à 25 ans et même au delà. Il est vrai que la chlorose finit bien tôt ou tard par disparaître, mais elle laisse à sa suite des lésions de l'appareil digestif ou du système nerveux, contre lesquels il est difficile de lutter, au moment où on voudrait les combattre.

Nous devons donc forcément conclure que la chlorose doit-être traitée, même dans les cas qui paraissent les plus bénins. Le traitement doit être institué le plus tôt possible, dès que la maladie est nettement confirmée. Si, en effet, dès le début, sous prétexte que l'on se trouve en présence de cas très légers, on attend que les choses se réparent d'elles-mêmes, les lésions, et les altérations du sang, qui au début pouvaient presque passer inaperçues, s'aggravent peu à peu, et lorsqu'on se décide à appliquer le traitement, telle chlorose qui pouvait être rangée dans les anémies du premier degré alors qu'on a été appelé à la consta-

ter, est devenue du 2e et 3e degré. Les troubles digestifs, qui n'existaient peut être pas, ont fait leur appari
tion, et les médicaments deviennent d'un emploi
beaucoup plus difficile, par ce fait qu'ils sont moins
bien supportés.

Donc, lorsque la chlorose existe, il est nécessaire
de la traiter et d'instituer le plus tôt possible un régime approprié; mais une autre question se pose,
non moins importante et longuement discutée — « Ne
peut-on prévenir cette maladie, l'enrayer à son début,
en un mot existe-t il un traitement prophylactique de la
chlorose ?

Ne connaissant pas d'une façon précise l'étiologie
de la maladie, on ne peut prétendre empêcher
son éclosion. — Mais il est bien des causes qui
favorisent son apparition, qui préparent en quelque
sorte le terrain pour son développement. C'est en
supprimant ces causes diverses dans la mesure du
possible, qu'on instituera un traitement prophylactique. — La plupart sont basées sur les règles de l'hygiène générale ; il en est cependant sur lesquelles il
convient d'insister plus particulièrement.

Tout d'abord, nous avons dit que la chlorose se ma-
nifestait à l'époque de la puberté. C'est donc surtout
à l'époque de l'apparition des règles, que les jeunes
filles devront être surveillées avec le plus grand soin,
surtout celles issues de parents tuberculeux ou scrofuleux dont les mères ont elles-mêmes été chlorotiques
dans la jeunesse. Si ces causes ne sont pas absolues,
elle ont en effet une très grande importance; aussi un
auteur a-t-il pu dire avec raison qu'il y a des familles
vouées à la chlorose.

Les maladies graves de l'enfance, à la suite desquelles la convalescence a été longue, sont aussi des conditions favorables, car les sujets en sortent toujours affaiblis.

La question de l'habitation est d'une grande importance. Il faudra éviter les logements insalubres, peu aérés. On ne devra pas mettre trop tôt en apprentissage les enfants qui sont appelés à gagner leur vie, et qui sont le plus souvent obligés de travailler dans des salles renfermées où l'air ne se renouvelle qu'imparfaitement et où ils séjournent sans sortir une grande partie de la journée. — Ceux qui travaillent au dehors ne devront pas non plus se fatiguer, en se livrant à un travail excédant leurs forces.

Ce que nous disons des enfants qui se livrent à des travaux manuels, s'applique également à ceux que l'on pousse dans leurs études, soit pour en faire des petits prodiges, soit pour leur faire rattraper le temps perdu.

Le passage brusque de la campagne à la ville est, dans la plupart des cas, très nuisible aux enfants qui n'ont pas encore atteint leur complet développement.

Une nourriture mauvaise ou insuffisante sera toujours une cause puissante d'affaiblissement et qui prédisposera à la chlorose. — On devra toujours donner une nourriture saine, abondante, sans pour cela forcer les enfants à manger plus qu'ils n'en ont envie, sous prétexte de leur donner des forces. — Les repas devront être pris régulièrement à heure fixe, et on devra surtout éviter de permettre aux enfants de manger des gâteaux ou de boire à toute heure de la journée ; ils se fatiguent l'estomac. et s'habituent inutilement à se bourrer inutilement de choses qui leur sont plus nuisibles que profitables.

On devra aussi éviter avec soin les émotions violentes, les veillées, les fatigues, aussi bien celles occasionnées par le travail que celles occasionnées par les plaisirs, les bals, etc... Enfin, très souvent, les jeunes filles se fatiguent, surtout l'estomac, en portant de trop bonne heure des corsets trop serrés.

Nous ne voulons pas insister plus longtemps sur ces règles d'hygiène qu'en somme tout le monde connaît, mais auxquelles on n'attache en général pas assez d'importance.

Il conviendra notamment de les observer d'une façon toute spéciale à l'époque de l apparition des règles, si celles-ci ne sont pas reguliéres, si elles sont douloureuses ou trop abondantes.

CHAPITRE V

Le fer.

De tout temps le fer a été employé en médecine ; on l'a regardé comme capable de guérir toutes espèces d'entités morbides, telles que l'impuissance, les pertes utérines, la dysenterie, etc.., mais ce n'est qu'à partir de Sydenham, en 1681, que son emploi fut limité au traitement des anémies, et sa place nettement définie dans le cadre thérapeutique. Néanmoins, si déjà à cette époque, la plupart des auteurs ne mettaient pas en doute son action curative, on était loin d'être d'accord sur son mode d'action. Comme on connaissait peu les altérations du sang, on attribuait à diverses causes les heureux résultats constatés à la suite de son administration.

Pour Claude Bernard, le fer agit en favorisant les digestions ; or nous voyons que, contrairement à l'opinion de ce savant, la plupart des préparations ferrugineuses sont des irritants du tube digestif. Gübler le considérait comme un eupeptique : enfin Trousseau et Pidoux croyaient que le fer agissait en produisant une hyperémie de la muqueuse gastro-intestinale et des organes génitaux. Cette idée qu'ils se faisaient du mode d'action du fer, explique pourquoi ils donnaient de préférence les préparations les plus insolubles. qui restaient plus longuement en contact avec les mu queuses, et entretenaient cette congestion qu'ils considéraient comme favorable.

Ce n'est qu'après que des analyses minutieuses curent démontré la composition exacte du sang que l'on se rendit plus exactement compte de l'action de ce médicament.

On sait aujourd'hui que le fer occupe la place la plus importante. parmi les corps qui entrent dans la composition du sang. A l'état physiologique, c'est au fer uni à l'hémoglobine qu'est dévolu le rôle de fixer l'oxygène de l'air au niveau des poumons, et de le transporter dans l'intimité des tissus. Un atòme de fer fixe deux atòmes d'oxygène. Ce qui explique la dyspnée chez les chlorotiques, c'est qu'une moins grande quantité de fer dans le sang amènera une diminution proportionnelle de l'oxygène absorbé.

On sait d'autre part que, dans la chlorose, la quantité de fer contenue dans le sang est diminuée. et que les symptòmes accompagnant cette maladie persistent tant que la masse totale du fer n'est pas redevenue normale. Or, les expériences de M. Hayem ont démontré que pour combler le déficit, il faut que les globules rouges fixent un gramme à 1 gramme 50 de fer dans les cas d'anémie légère, 2 grammes et quelquefois plus. dans les cas extrêmes.

A l'état normal, il se fait une dépense journalière du fer contenu dans l'organisme, qui en élimine en moyenne cinq centigrammes par jour. L'élimination se fait en majeure partie par les diverses sécrétions digestives, suc gastrique, suc pancréatique, et surtout par la bile qui contient environ 0,0428 des cinq centigrammes éliminés journellement. On en retrouve encore dans la sueur, le lait, les larmes. L'urine n'en contient que des traces.

Lorsqu'on donne du fer médicamenteux, une partie plus ou moins considérable est absorbée et s'élimine par les mêmes voies que le fer des aliments, la quantité qui n'est pas absorbée se retrouve à l'état de sulfure de fer dans les matières fécales.

A l'état normal, la déperdition du fer se répare par les aliments et les boissons, comme l'a démontré Moleschott. Tous les aliments en effet contiennent du fer en plus ou moins grande quantité. Boussingault a fait un tableau de la richesse en fer des aliments les plus communément employés, et il cite en première ligne l'avoine, les haricots, les lentilles, les œufs, les viandes noires, etc... Ce qui prouve du reste cette assimilation du fer contenu dans les aliments, c'est qu'en supprimant pendant un certain temps, le fer de la nourriture des animaux, on provoque chez eux l'anémie : la ration normale doit contenir en moyenne de 7 à 8 centigrammes de fer.

Nous avons montré dans un chapitre précédent, que chez les chlorotiques, l'alimentation ne pouvait suffire à réparer les pertes, puisque la quantité de fer digéré doit être de 30 à 40 centigrammes par jour, et qu'il fallait recourir au fer médicamenteux.

Si l'on ne met pas en doute l'absorption et l'élimination journalière d'une certaine quantité de fer à l'état normal, il n'en est pas de même pour le fer médicamenteux. Cela semble bizarre, étant donnés les effets que l'on a vu se produire à la suite des traitements.

Cependant Claude Bernard, Trousseau et Pidoux ont nié cette absorption. Claude Bernard s'appuie, pour affirmer son dire, sur diverses expériences qn'il fit sur des animaux auxquels il donna de la limaille le fer et du lactate de fer en assez grande quantité. A la suite de ce régime on retrouva la presque totalité du fer ingéré dans les selles, mais la quantité contenue dans le sang et dans l'urine ne fut pas augmentée. Cela tient à ce que, comme nous l'avons vu, ce n'est pas par les reins que le fer s'élimine, mais principalement par les glandes annexes du tube digestif.

De plus ces expériences ont été faites sur des animaux sains; or M. Hayem a démontré que l'on ne pouvait comparer les expériences faites sur les animaux malades à celles faites sur les animaux sains, et si l'absorption du fer médicamenteux n'existait pas chez ces derniers, on la constatait à coup sûr chez les autres.

Aujourd'hui presque tous les auteurs sont d'accord sur ce point, et, si l'on admet que la totalité du fer ingéré n'est pas absorbée, il y en a tout au moins une grande partie. Et ce qui le prouve d'une façon certaine, c'est que toujours, lorsqu'on donne du fer, on en retrouve une quantité supérieure à la normale dans les sécrétions.

Toutefois cette augmentation dans les sécrétions que Loewald a constatée dans le lait, Kölliker et Müller dans les urines, n'est réellement appréciable que

lorsqu'on a donné des doses de 40 à 50 centigrammes.

Sous quelle forme le fer est-il absorbé ? Ici, encore
nous nous trouvons en présence de diverses théories.
D'après les uns, quelle que soit la préparation ferrugineuse employée, le fer, attaqué par l'acide chlorhydrique de l'estomac, est transformé en protochlorure,
et passe sous cette forme directement dans le torrent
circulatoire, où il se combine avec les albuminoïdes
du sang.

On a admis d'autre part, ce qui du reste semble
plus rationnel, que cette transformation en albuminate
soluble, se fait dans l'estomac ou dans l'intestin et
qu'il est absorbé seulement sous cette forme.

Enfin Scherpf émet une troisième opinion d'après
laquelle il admet la production simultanée de ces deux
procédés d'absorption.

Quelle que soit du reste la préparation que l'on
emploie, une partie est absorbée directement par l'estomac sous forme de protochlorure, une autre partie
est transformée en peptonate ou albuminate et
absorbée sous cette forme à l'état de sel double parfaitement assimilable. C'est du reste ce qu'ont
démontré les travaux de Scherpf, Dietl et Buchheim.

Le fer a une saveur styptique et astringente. Pris à
faibles doses, il a peu d'action sur la muqueuse stomacale. Il provoque cependant une excitation légère
qui se traduit par l'augmentation de l'appétit. Si
l'usage en est continué trop longtemps, ou si les
doses absorbées sont trop considérables, il se produit le plus souvent un état dyspeptique avec
langue saburrale météorisme abdominal et constipa-

tion. On a prétendu aussi que l'usage du fer provoquait des palpitations, des tendances aux congestions et à la pléthore ; mais ces faits ne sont pas nettement démontrés, et, ce qui le prouve, c'est que dans les pays où les habitants boivent toujours de l'eau minérale, loin de rencontrer ce type pléthorique, on constate souvent la chloro-anémie. Par contre l'usage des préparations ferrugineuses produit presque toujours de la constipation due aux propriétés astringentes des sels de fer; c'est même un des grands inconvénients de la médication martiale; mais, parmi les divers sels employés, le protoxalate semble échapper à cette loi commune, et l'expérience a démontré qu'on constatait rarement la constipation à la suite de son emploi.

Les effets thérapeutiques du fer se traduisent par les modifications que l'on constate dans la composition du sang. Chez une chlorotique soumise au traitement on constate au début une augmentation du nombre des globules rouges, sans modification dans leur composition : puis lorsque le nombre des globules est redevenu normal, on constate une seconde période de perfectionnement, dans laquelle « les globules se régularisent et acquièrent une plus grande richesse en hémoglobine. » (Hayem)

Les préparations de fer sont excessivement nombreuses et l'embarras est souvent grand pour choisir une bonne formule au milieu de la quantité qui encombre les formulaires. On peut dire que presque tous les sels de fer ont été successivement employés. Nous ne voulons pas ici les énumérer tous ; nous mentionnerons simplement les préparations què l'usage a consacrées, et qui paraissent le mieux tolérées.

Le fer a été souvent donné en nature sous forme de *limaille de fer*, à la dose de 0,10 à 0,20 centigr. à laquelle on associait 10 à 15 centigrammes de poudre de rhubarbe. Mais dans cette préparation, le fer se retrouve sous une forme très impure; il est mélangé à une assez grande quantité de soufre, qui provoque des éructations nidoreuses, ce qui fait qu'on l'a à peu près abandonnée.

En administrant le *fer réduit par l'hydrogène*, on donne le fer sous une forme pure et qui ne produit pas les mêmes éructations; aussi son emploi est bien préférable à celui de la limaille, on le donne à la dose de 10 à 20 centigrammes en cachets ou en pilules.

Le *carbonate de protoxyde de fer* qui forme la base des pilules de Blaud et de Vallet, est une excellente préparation encore aujourd'hui fort employée. On le donne en pilules à la dose de 1 à 2 grammes par jour : il présente surtout cet avantage de pouvoir être conservé fort longtemps.

On a employé aussi fort longtemps le *safran de Mars apéritif*. Mais c'est une préparation très infidèle, complètement abandonnée aujourd'hui, dont l'emploi provoque surtout une constipation opiniâtre.

Le *protoiodure de fer* est un médicament dont l'utilité est incontestable, toutes les fois que l'on a à combattre la chlorose chez des individus scrofuleux et même tuberculeux. On peut en effet employer simultanément deux remèdes fort actifs. Il a, il est vrai, l'inconvénient d'être assez mal supporté par l'estomac; c'est néanmoins un des meilleures modes d'administration du fer, tout au moins chez certains sujets. On le donne généralement en sirop à la dose de 15 à 20 centigrammes par jour. Rappelons ici la formule du Codex :

Iode........................	4 gram. 25
Limaille de fer	2 —
Eau distillée	10 —
Sirop de gomme..............	200 —
Sirop de fleurs d'orangers......	785 —

On lui associe quelquefois de l'aloës et de la rhu barbe pour combattre la constipation. Enfin, comme ce sirop a l'inconvénient de noircir les dents, on a donné aussi l'iodure de fer en pilules. Chaque pilule renferme 0,05 centigr. — 4 à 6 par jour.

Le *protochlorure de fer* a été surtout vanté par Rabuteau, qui pensait qu'il était absorbable en nature. Quoique l'expérience n'ait pas justifié cette hypothèse, nous devons reconnaître que c'est une très bonne préparation parfaitement assimilable, malheureusement très altérable au contact de l'air et très irritante pour l'estomac, ce qui doit nous contraindre à l'abandonner.

Le *lactate de fer* s'emploie en sirop, ou en tablettes.

Lactate de fer............	0,05 centigram.
Sucre pulvérisé..........	1 gram.
Sucre vanillé.............	0,03 centigram.
Mucilage de gomme	1 gram.

On prépare le lactate de fer en traitant la limaille de fer par l'acide lactique étendu. Il est peu soluble dans l'eau, mais bien supporté par l'estomac et d'une assimilation facile.

Le *protoxalate de fer* est une poudre fine, jaunâtre ayant l'aspect de la fleur de soufre, à laquelle Hayem donne la préférence pour le traitement de la chlorose. On l'emploie à la dose de 20 à 40 centigrammes en cachet le plus ordinairement.

On le formule de la façon suivante :

> Protoxalate de fer..... 0,15 à 20 centigram.

pour un cachet.

On le prend immédiatement au début de chacun des principaux repas. On commence par 20 centigr. par jour, puis l'on augmente peu à peu jusqu'à 40 centigr. mais il est inutile de dépasser cette dose.

Après le protoxalate de fer, une des meilleures préparations, très souvent employée encore aujourd'hui, est le *tartrate ferrico-potassique*. Il a été surtout préconisé en Allemagne par Laache et Niemeyer. C'est lui qui entre dans la formation des boules de Nancy abandonnées aujourd'hui, mais qui ont joui pendant longtemps d'une grande réputation. Voici quelques formules.

Le sirop du professeur Jaccoud :

> Tartrate ferrico-potassique.... 2 gr. 50
> Rhum...................... } aa 100 gram.
> Sirop d'écorce d'orange........ }

Chaque cuillerée renferme 0,20 cent. du sel de fer, on en donne une ou deux cuillerées au plus lorsqu'on veut combiner l'action de l'alcool et du fer.

Contre la gastralgie des chloro-anémiques M. Huchard donne par jour 2 des pilules suivantes :

Tartrate ferrico-potassique.... 10 gram.
Extrait de gentiane......... .... 5 —
     —   noix vomique...... ⎫
     —   thébaïque......... ⎬ aa 0,25 cent.

pour 100 pilules.

Le *citrate de fer ammoniacal*, préconisé par Quincke, est surtout employé pour les injections hypodermiques, dont nous aurons occasion de reparler.

Dans ces derniers temps, le *peptonate et l'albuminate de fer*, ont été très vantés surtout en Allemagne, comme ayant l'avantage d'une assimilation plus facile. On a vu en effet que de nombreux auteurs ont prétendu que, quelle que soit la forme sous laquelle le fer est administré, il était d'abord transformé en albuminate, forme sous laquelle il passait ensuite dans le sang. En donnant aux malades, un albuminate ferreux, identique à celui qui se forme dans l'estomac, on obtiendrait une assimilation directe et des plus faciles. Un auteur italien, Marfori, a donné dans ces derniers temps un nouveau mode de préparation de l'albuminate. Malheureusement jusqu'ici, ces assertions ne sont pas fondées, et aucun résultat pratique n'est venu confirmer les espérances fondées sur des considérations physiologiques pures.

Enfin de nombreuses expériences ont été faites tout récemment, tendant à remplacer les préparations ferrugineuses dont nous avons parlé, par des substances chimiquement voisines de l'oxyhémoglobine du sang. Il y a deux ordres de substances remplissant ces conditions : d'une part, la substance hématogène du jaune d'œuf; d'autre part, l'hémoglobine cristallisée et ses combinaisons, et l'hématine.

M. le D' Tissier, (*Annales de médecine.* — 1892). rapporte les expériences qui ont été faites par Kobert avec la substance hématogène de l'œuf, et qui l'ont amené à conclure que cette substance hématogène de l'œuf de poule, prise à doses voulues, n'est résorbée qu'incomplètement et n'est pas éliminée par l'urine. — Busch a expérimenté sur lui-même en absorbant de l'hémoglobine cristallisée et de l'hématine, à la suite de laquelle il a constaté une augmentation assez forte du fer dans l'urine, d'où il conclut que sous cette forme le fer est bien résorbé et utilisé. — Mais ces expériences ayant eu lieu sur l'homme sain, ne peuvent se rapporter aux chlorotiques, qui ont souvent l'estomac lésé à absorption amoindrie, et Kobert lui-même conclut que l'hémoglobine, le sang et toutes les préparations qui en dérivent ne sont pas seulement des préparations ferrugineuses sans action, mais encore qu'elles peuvent être nuisibles chez les sujets à digestion mauvaise. Enfin dernièrement on a proposé une nouvelle combinaison, l'*hémogallol*, poudre rouge brune, insipide qui s'obtient en faisant agir le pyrogallol sur l'hémoglobine du sang, et qui paraît avoir donné d'assez bons résultats.

Nous croyons utile de rapporter ici textuellement les conclusions que M. le D' Tissier a tirées de son étude sur les préparations nouvelles et qui nous paraissent résumer parfaitement l'état actuel de la question.

« Sans vouloir faire trop tôt, dit-il, le procès de ces

« nouvelles préparations, procès qui ne saurait être
« définitivement instruit en l'absence de documents
« cliniques suffisamment nombreux, ils sont cepen-
« dant passibles des mêmes objections que l'hémo-
« globine et l'hématine qui, comme nous l'avons vu,
« sont souvent nuisibles, presque toujours ineffica-
« ces, bien que l'expérimentation sur l'homme sain
« parle en leur faveur. Les nouvelles préparations n'ont
« pas le mauvais goût fréquent et l'action fâcheuse
« sur la digestion. Mais Kobert ne nous dit-il pas,
« qu'elles sont assez altérables, de composition varia-
« ble et, par suite, de préparation et de conservation
« difficiles ? Elles sont forcément pour ces raisons
« d'un prix élevé, considération qui, au point de vue
« pratique a bien sa valeur. — En outre, elles se pré-
« parent à l'aide du sang et dès lors, il est bien diffi-
« cile de les isoler à l'état de pureté, de les séparer
« des substances qui, précisément, le plus souvent
« communiquent à l'hémoglobine son goût désagréa-
« ble. — Enfin, et c'est là l'argument le plus topique,
« elles n'ont pas fait leurs preuves. On peut même,
« si l'on veut raisonner par analogie, et ce raisonne-
« ment est ici parfaitement acceptable douter de leur
« efficacité. L'expérience a établi que l'hémoglobine
« pure, cristallisée, ou absorbée avec le sang en na-
« ture, constitue un ferrugineux d'une valeur bien infé-
« rieure aux préparations martiales habituelles, pour-
« quoi, en serait-il autrement des corps préconisés par
« Kobert, qui ne sont, après tout, que des combinai-
« sons plus ou moins stables de l'hémoglobine?
« La conclusion, c'est qu'il faut, en l'état actuel de
« la science, fonder peu d'espérances sur les dérivés

« directs de l'hémoglobine, et avouer que sur ce
« point comme sur bien d'autres, les espérances
« qu'avait fait naître, *a priori*, l'emploi d'un médica-
« ment donné sous la forme où il existe dans l'or-
« ganisme ne sont pas réalisées. L'hémoglobine pré-
« parée dans les laboratoires est-elle bien identique à
« l'hémoglobine des hématies? Il est permis d'en
« douter. Celles-ci semblent en effet utiliser plus faci-
« lement le fer introduit sous une forme plus simple,
« que celui qui se trouve renfermé dans la molécule
« d'hémoglobine cristallisée. Pour édifier une maison,
« n'est-il pas plus simple de se servir des matériaux
« neufs, que des matériaux de démolition d'une autre
« maison ? »

Nous en avons fini avec l'histoire des médicaments
que l'on emploie le plus ordinairement dans le traitement de la chlorose. On voit d'après le grand
nombre de préparations qui ont été et sont encore
employées, que le médecin sera surtout embarrassé,
lorsqu'il s'agira de choisir la meilleure. — Cependant
M. Hayem qui a fait des études très approfondies sur
le meilleur mode de traitement de la chlorose, a été
amené à donner la préférence aux protosels et cela
pour deux raisons : la première, c'est qu'ils sont en
général bien tolérés par l'estomac, et la seconde, c'est
qu'ils sont, mieux que les autres composés, solu-
bilisés par le suc gastrique.

Parmi ces protosels, quatre seulement peuvent
être utilisés : Le protoïodure, — le protochlorure, —
le protolactate et le protoxalate. Le protoïodure est
comme nous l'avons dit une exccellente préparation

mais qui doit être réservée plus spécialement aux anémies secondaires de la scrofule et de la tuberculose locale. — Le protochlorure est irritant et difficile à conserver. Entre le protolactate et le protoxalate, M. Hayem donne la préférence au protoxalate, qui est fort bien supporté et ne provoque pas de constipation. C'est de plus une préparation insoluble qui n'a pas cet inconvénient des préparations solubles de colorer les dents en noir.

Nous avons vu à quelle dose le protoxalate devait s'employer. Il faudra toujours avoir soin de le donner aux malades immédiatement au commencement, ou mieux encore dans le courant du repas. Le fer a en effet une grande affinité pour les matières albuminoïdes. Donné à jeun, cette affinité se manifesterait et arrivant dans un estomac vide, en attaquerait les parois : il en résulterait de la gastralgie ou de la gastrite. Donné dans le courant du repas, le fer est attaqué par les acides et agit sur les matières albuminoïdes des aliments ingérés.

Après avoir étudié les médicaments ferrugineux que l'on emploie pour traiter la chlorose, nous croyons nécessaire de dire quelques mots des eaux minérales ferrugineuses. Sydenham le premier, les préconisa dans le traitement de l'anémie, et depuis elles ont joui pendant longtemps d'une grande réputation et si de nos jours elles sont un peu abandonnées, elles peuvent cependant être utiles dans certains cas. M. Hayem fait à ces eaux le reproche de ne pas contenir assez de fer pour réparer les perte du sang, et d'être assez mal supportées si leur emploi est continué trop longtemps. Mais si elles ne peuvent suffire à

elles seules à guérir la chlorose, elles seront dans bien
des cas des adjuvants précieux, au début et surtout
à la fin du traitement médicamenteux, soit qu'on
les prenne à distance, pendant les repas, soit que
l'on fasse sur place une saison. Dans ce dernier cas,
en effet à l'amélioration fournie par la quantité
de fer ingéré, se joindra surtout l'heureuse influence
exercée par le changement de climat et le séjour
à la campagne

Les sources d'eaux ferrugineuses sont excessivement nombreuses en France et à l'étranger. Nous ne
pouvons ici les citer toutes, mais nous indiquerons
seulement celles qui ont la plus grande réputation, et
la quantité de fer qu'elles contiennent.

La plupart de ces eaux sont froides et parmi celles-
ci il en est de bicarbonatées, de crénatées et de sulfa-
tées. Voici les principales :

Bicarbonatées	Bussang (Vosges)........	0,017
	Spa (Belgique)...........	0,074
	Pyrmont. (Allemagne). ..	0,057
	Renlaigue...............	0.08
	Orezza (Corse)	0,128
Crenatées	Forges (Seine-Inférieure) .	0,098
	Credo (Gironde)...... ...	0,078
Sulfatées	Saint-Christau	0,034
	Auteuil................	0,715
	Passy.................	

Parmi les eaux thermales nous citerons :

Luxeuil.
La Malou.

Nous pourrions citer encore un très grand nombre

de sources minérales, mais la plupart ne sont pas exploitées et sont utilisées seulement dans le pays où elles se rencontrent.

Parmi celles que nous avons citées, les eaux de Forges jouissent d'une grande réputation, mais leur faible teneur en acide carbonique fait qu'elles ne peuvent être tolérées longtemps et donnent lieu assez rapidement à des troubles gastriques,

Les eaux d'Orezza sont celles qui contiennent la plus grande quantité de fer; elles ont en outre cet avantage qu'elles peuvent être consommées à distance.

Enfin nous devons citer les boues ferrugineuses qui ont une grande vogue en Allemagne. Parmi les principales sont celles de Franzesbad et Barbotan, mais les améliorations constatées, à la suite de leur emploi, sont surtout dues à l'excitation tonique générale qu'elles produisent.

Toutes les préparations ferrugineuses que nous avons passées en revue, s'administrent par la voie buccale, soit en poudre, soit en sirop, soit en pilules etc. Or, nous avons montré, à propos de ces diverses préparations, que le grand reproche que l'on pouvait faire à la plupart sinon à toutes, c'est qu'elles irritent parfois très fortement la muqueuse stomacale. On devait donc penser à éviter ces inconvénients, en donnant le fer d'une autre façon, en injections hypodermiques. Cette idée d'introduire directement le fer dans l'organisme, en supprimant la production des troubles gastriques, est des plus séduisantes au premier abord. Nous allons passer en revue les principaux essais qui ont été faits dans ce but.

Ce n'est guère qu'en 1872, que Rosenthal, de Vienne, indiqua, le premier, les avantages que l'on pouvait retirer des injections hypodermiques ferrugineuses comme traitement de la chlorose. Il employait le citrate de fer et de quinine, dissous dans la glycérine. Mais au bout d'un certain temps, après avoir fait de nombreuses expériences avec diverses préparations, il fut forcé de reconnaître que les injections de fer directement dans le sang n'étaient pas sans danger, et qu'elles pouvaient même, dans certains cas, entraîner la mort.

De Costa, Pick de Coblentz, Ciamarelli, ont, depuis, fait des expériences avec le citrate de fer ammoniacal le pyrophosphate de fer associé à l'albumine, le saccharate de fer. Ils n'ont pas obtenu de résultats très-appréciables et nous n'insisterons pas.

Dans ces derniers temps Hirschfeld, de concert avec Hayem, dans le laboratoire duquel il avait fait ses expériences, a publié un travail très intéressant sur le mode d'action du fer employé en injections sous-cutanées. Après avoir fait de nombreux essais sur des malades, il en est arrivé à conclure que les injections hypodermiques sont très douloureuses, surtout si on a pas le soin de les faire profondément. Elles déterminent ordinairement une irritation locale, se traduisant par une irritation persistante, et qui peut même amener la formation d'un abcès; enfin elles laissent au lieu d'injection, un tatouage bleuâtre persistant.

Dans un travail récent, M. Boisson a repris la question. Tous ces inconvénients, d'après lui, n'existeraient pas, si l'on apportait toujours le plus grand soin aux injections et si elles étaient faites avec une antisepsie absolue. Il donne la préférence au salicylate de fer, à l'aide duquel on obtiendrait de beaux résultats et dont l'emploi ne serait nullement douloureux si la solution était préparée avec soin. Il a, dit-il, recueilli de nombreuses observations en faveur de l'emploi des injections sous-cutanées. L'expérience n'a pas suffisamment démontré l'innocuité de ces injections; il est à souhaiter qu'on puisse arriver à les employer d'une façon efficace, pour remplacer l'administration du fer par la voie buccale, mais jusqu'ici les résultats obtenus ne nous permettent pas d'en préconiser l'emploi.

Nous ne pouvons mieux faire, en terminant ce chapitre, que de donner l'opinion de M. Hayem. « Les « solutions de fer introduites sous la peau sont ré- « sorbées plus ou moins rapidement et complètement. « Mais elles introduisent le fer dans le sang, sous « une forme qui ne me paraît pas assimilable. L'agent « médicamenteux agit à la façon d'un corps étranger, « plus ou moins toxique, qui tend à être éliminé. A sa « sortie de l'économie, il imprègne les cellules épi « théliales des canaux contournés, et lorsqu'il est in- « jecté directement dans le sang, il provoque la « néphrite ».

CHAPITRE VI

Médicaments autres que le fer.

Nous venons de passer en revue les diverses médications ferrugineuses employées dans le traitement de la chlorose ; il nous reste à parler des autres subtances qui ont été préconisées par divers auteurs, en insistant un peu plus longuement sur celles qui ont paru donner les meilleurs résultats, et ont fait l'objet de travaux assez considérables.

MANGANÈSE. — En 1847, Hannon eut, le premier, l'idée d'employer le manganèse pour traiter la chlorose. Se basant sur les récents travaux d'hématologie qui démontraient que, dans le sang, le manganèse se retrouve associé au fer, il fut amené à conclure qu'on obtiendrait en donnant ce médicament, des résultats analogues à ceux que l'on obtient en donnant du fer. Il distingua les chloroses en trois catégories : une ferrique, qui est du ressort du fer, une manganique, dans laquelle le manganèse donnera seul de bons résultats, et enfin une chlorose mangano-ferrique qui nécessite l'emploi simultané de ces deux métaux.

A peu près à la même époque Pétrequin, sans admettre cette division des chloroses, qu'il est du reste impossible de démontrer en clinique, conseilla, lui aussi, l'usage du manganèse, mais seulement associé au fer, et lorsque celui-ci a échoué. Enfin nous devons citer aussi les travaux de Trousseau et Pidoux qui en sont arrivés aux mêmes conclusions. Toutes les observations relatives à ce sujet indiquent des améliorations notables, et même des guérisons complètes, mais peut-être les malades sur lesquelles elles ont porté n'étaient-elles pas de véritables chlorotiques, et peut-être ont-ils confondu avec des anémies symptomatiques.

De nos jours encore. le manganèse associé au fer est employé comme traitement de la chlorose par bien des médecins, notamment par M. le professeur Potain. On emploie généralement le carbonate à la dose de 10 à 20 centigrammes. Voici une formule de pilules ferro-manganiques de M. Dujardin-Beaumetz.

Sulfate ferreux................	16 gram.
Sulfate manganeux............	7 —
Carbonate de soude cristallisé...	35 —
Sirop simple..................	
Miel blanc.	q. s.

pour faire des pilules de 0,20 centigrammes.

Voici une autre formule :

Bioxyde de manganèse	
Charbon de peuplier..........	aa 5 gram.
Poudre de colombo...........	
Poudre de noix vomique	aa 0,50 centigr.

pour 20 cachets, un à chaque repas

Nous ne recommandons pas cependant ce mode de

traitement. Du reste, dans ces derniers temps, les recherches de M. Hayem l'ont amené à conclure que,
si le manganèse peut améliorer les chlorotiques, il
ne peut les guérir complètement. Il agit au début du
traitement, mais, dès que le sang a récupéré une certaine richesse, ses effets s'arrêtent et on est obligé
de recourir au fer.

Soufre. — Un médecin allemand, Hugo Schultze, a
traité un certain nombre de chlorotiques par le soufre
qu'il donnait sous forme de fleur de soufre mélangée
avec du sucre de lait : une pincée trois fois par jour.
Il dit avoir obtenu les meilleurs résultats avec ce traitement dans les cas où le fer est resté sans action et
dans les cas compliqués de catarrhe des voies digestives. Enfin, selon lui, la médication par le soufre, si
elle ne donne pas par elle-même de résultats, mettra
le malade en état de bien mieux supporter les ferrugineux.

Cuivre. — Le Dr Liégeois a administré le cuivre sous
forme d'acéto-phosphate de cuivre. Pour lui, le cuivre
ne se retrouve pas directement dans le sang ; il n'est
pas comme le fer, un agent hématique et réparateur
des globules, et ne reconstitue pas directement l'hémoglobine ; mais il active les échanges gazeux entre le
sang et les tissus ; c'est un stimulant de l'hématose et
des fonctions végétatives, il excite l'appétit, et on
constate, après l'avoir donné, une luxuriante réparation du fer.

De nombreux médicaments ont encore été préconisés dans le traitement de la chlorose ; la noix vomique,
le phosphore, le phosphure de zinc, etc, mais les ré-

sultats obtenus par ceux qui les ont employés ne sont pas assez concluants pour que nous puissions en préconiser l'emploi. Nous croyons cependant utile d'insister plus particulièrement sur l'arsenic.

ARSENIC. — Un certain nombre d'auteurs ayant constaté que l'arsenic améliorait l'état du sang en élevant le taux des globules rouges et des hématies, ont pensé que son action devait être aussi utile que celle du fer dans l'anémie: ils citent des cas où le fer ayant échoué, l'arsenic a réussi. Cependant M. Hayem n'a jamais obtenu de bons résultats en administrant l'arsenic, sauf dans la chlorose des garçons ; mais c'est une maladie spéciale et qui diffère en beaucoup de points de celle de la femme. Par contre, si l'arsenic échoue souvent dans la chlorose, il donne les meilleurs résultats dans l'anémie pernicieuse progressive. Dans cette maladie, le fer agit seulement en augmentant la quantité d'hémoglotine des hématies ; il est impuissant à arrêter la déglobulisation, tandis que l'arsenic agit d'une façon fort active.

Néanmoins l'usage de l'arsenic ne devra pas être rejeté totalement pour traiter la chlorose. Il ne peut remplacer le fer, mais il peut compléter son action. On l'emploiera avec succès à la suite de la médication martiale, ou pendant les périodes où le fer est supprimé. On le donnera sous forme de liqueur de Fowler ou de granules d'acide arsénieux. Il augmente l'appétit, restreint les échanges nutritifs et pousse à l'engraissement ; mais on ne devra pas oublier que son emploi, continué un certain temps, peut amener des troubles digestifs, ce qui en contre-indique l'emploi dans les chloroses dyspeptiques.

Enfin on avait songé à donner comme traitement de la chlorose le fer et l'arsenic associés sous forme d'arséniate de fer, sel insoluble que l'on donnait en pilules à la dose de 5 à 10 centigrammes. Mais la dose de fer absorbée est absolument insignifiante : de plus, ce sel a l'inconvénient de toutes les préparations arsénicales insolubles : il peut, à un moment donné, cesser d'être insoluble au milieu des humeurs gastriques, et, s'y étant accumulé, déterminer des accidents. C'est donc une mauvaise préparation que l'on ne devra pas employer.

CHAPITRE VII

Aérothérapie et hydrothérapie

Si, comme nous l'avons montré le fer est le spécifique de la chlorose, le seul médicament capable de produire des améliorations notables et d'amener la guérison, il ne s'en suit pas que son emploi doive être exclusif. Il existe, en effet, en dehors de lui, des moyens de traitement, qui favoriseront la médication et qui, s'ils ne peuvent suffire à eux seuls à faire disparaître le mal, y contribuent pour une grande part. Nous voulons parler de l'aérothérapie et de l'hydrothérapie.

Aérothérapie.— Les moyens hygiéniques occupent une grande place dans le traitement de la chlorose, mais parmi ceux-ci l'habitation et l'air jouent un rôle tout au moins aussi important que la nourriture et l'alimentation. La chlorose est une maladie que l'on rencontre presque toujours chez les jeunes filles habitant la ville, et plus particulièrement chez celles qui sont venues l'habiter après avoir passé leur jeunesse à la campagne. Chez beaucoup de jeunes filles habitant la montagne, et qui à une époque approchant de celle de la puberté, viennent à la ville pour se pla-

cer comme domestiques, on constate au bout de peu
de temps, la diminution ou la suppression des règles,
le dégout des aliments, les pâles couleurs. Cet état
persiste et tend à s'aggraver malgré tous les traitements et ne cesse réellement que lorsqu'elles peuvent retourner un certain temps dans leur pays.
La médication martiale elle-même échoue le plus
souvent chez ce genre de malades : elle produit bien
une amélioration passagère, mais amène rarement
une guérison complète.— Si l'air de la campagne est
pour ainsi dire indispensable à cette catégorie de
malades, il sera de la plus grande utilité également
chez les jeunes filles qui ont toujours habité la ville.
Mais il ne faut pas les envoyer n'importe où. Les cli-
mats d'une certaine altitude, seront préférés ; cette
altitude ne devra cependant pas dépasser 1000 à 1200
mètres.— En effet, à mille mètres, l'air de la montagne guérit la chlorose ; au dessus de 2000 mètres, il
produit une anémie spéciale.— On devra aussi éviter
pour les chlorotiques le voisinage des rivières et des
étangs qui, dans bien des cas, ont une influence né-
faste.— Le séjour au bord de la mer sera utile, c'est
évident, mais donnera toujours des résultats bien
inférieurs à ceux obtenus à une certaine altitude.
C'est en Suisse que l'on trouve le plus de stations
aérothérapiques convenant aux chlorotiques, dans
le Velay ou sur les bords du lac des Quatre Cantons.—
Enfin M. Huchard insiste sur l'utilité d'une saison
à la Bourboule. Ces eaux, en effet, n'agissent pas
seulement par leur composition chimique ; elles agissent encore et surtout par leur altitude, à la cure
hydro-minérale s'ajoute une cure d'air. Elles seront

de la plus grande utilité, sinon pendant le cours du traitement ferrugineux, du moins pour compléter ce traitement.

Les malades envoyées à la campagne ne profiteront de leur séjour au grand air, qu'autant qu'elle ne se livreront pas à des exercices violents et capables de les fatiguer. Chez les chlorotiques graves, qui ont des vomissements, le seul moyen de traitement est avant tout le repos absolu, sinon au lit du moins étendue sur une chaise longue.

Inhalations d'oxygène. — Chez les chlorotiques qui ne peuvent être envoyées à la campagne, on a préconisé les inhalations d'oxygène, soit pur, soit mélangé à l'air. Ce mode de traitement est bien inférieur à celui de l'air des montagnes ; néanmoins il pourra, dans certaines conditions, donner de bons résultats, surtout chez les malades qui ont de la dyspnée. Enfin lorsqu'il existe des vomissements. les inhalations d'oxygène, les font en général disparaître ; de plus elles excitent l'appétit. Il ne faut pourtant pas en conclure, comme l'ont fait certains auteurs. que l'oxygène est par lui même capable de guérir les chlorotiques sans le secours d'autre traitement. M. Hayem, dans son Traité du sang, sans en préconiser l'emploi, ne le repousse pas non plus complétement. Il constate simplement qu'il l'a employé avec succès chez quelques malades ayant des vomissements et un dégoût profond pour la viande, mais il a soin de nous apprendre qu'on peut arriver aux mêmes résultats par le choix d'un régime convenable.

Air comprimé. — Enfin, pour ce qui a rapport à l'aérothérapie, il nous reste à dire quelques mots de l'air comprimé. C'est un moyen puissant, d'après quelques auteurs, soit qu'on le considère comme modificateur hygiénique, soit comme agent thérapeutique, et il a sa place toute marquée dans le traitement de la chlorose. Il agit en faisant pénétrer une plus grande quantité d'oxygène et favorise l'hématose. Il augmente l'appétit et est en outre un auxiliaire puissant de la médication thérapeutique. Par suite de son influence sur la digestion, les médicaments qui ne pouvaient être tolérés sont facilement absorbés, digérés et leur action curative se fait sentir sur l'économie. Malheureusement le traitement par l'air comprimé exige tout un matériel spécial, que l'on ne peut trouver que dans les grandes villes : son emploi ne peut donc être préconisé dans un grand nombre de cas. Du reste, toutes les fois que les malades pourront respirer l'air des montagnes, elles s'en trouveront bien mieux que de s'enfermer sous des cloches remplies d'air comprimé.

HYDROTHÉRAPIE.— L'hydrothérapie est une médication des plus puissantes et des plus efficaces peut-être parce qu'elle se rapproche le plus des modifications hygiéniques. On ne peut lui demander cependant, pas plus qu'aux autres médications adjuvantes du fer, la guérison radicale de la chlorose ; mais pour relever le travail nutritif, pour apaiser les troubles nerveux, pour combattre la dyspepsie, il n'est pas de traitement appelé à fournir de meilleurs résultats.

Par cela même que le séjour à la campagne, le soleil et l'air pur, sont en quelque sorte les bases du traitement de la chlorose, l'hydrothérapie faite à la campagne sera préférable à celle des villes : celle-ci cependant est une ressource qu'il ne faut pas négliger lorsqu'on ne peut faire mieux.

L'hydrothérapie a sur l'hématopoïèse et l'ensemble des fonctions nutritives, une influence que Fleury a bien fait ressortir dans les études qu'il a faites de cette question, et c'est en partant de ces données qu'on la vulgarise dans le traitement de la chlorose.

Nous avons eu, à plusieurs reprises, l'occasion de visiter l'établissement hydrothérapique de Brioude (Haute Loire), et nous sommes forcés de reconnaître que lorsqu'il sera possible d'envoyer les chlorotiques pendant un certain temps dans les établissements spéciaux de ce genre, elles s'en trouveront fort bien, puisqu'elles auront à leur disposition tous les divers appareils nécessaires et seront en même temps sous la surveillance d'un médecin spécial, pouvant les suivre jour par jour et régler le traitement de la façon la mieux appropriée à leur état.

Chez les chlorotiques qui ne sont pas condamnées, au repos absolu, qui peuvent prendre de l'exercice, on emploiera de préférence les douches froides, qui ont une action fort remarquable. Mais on devra éviter les jets trop brusques, capables de produire une réaction violente. On donnera les douches en pluie ou en jet modéré, très courtes au début, quelques secondes à peine, en augmentant la durée peu à peu, sans jamais aller au delà d'une minute. Données de cette façon, les douches agiront en tonifiant le système nerveux, et en rendant les malades excitables, sans les fatiguer. — Si l'on a pas à sa disposition les appareils nécessaires, on remplacera les douches par des affusions froides faites rapidement sur tout le corps, au moyen d'une grosse éponge. — On pourra du reste employer au début ces affusions chez tous les malades, qui s'habitueront peu à peu à l'eau froide et supporteront ensuite la douche plus facilement.

Dans les cas de chlorose intense, accompagnée de fièvre ou de phénomènes hystériques où les malades sont obligés de garder le lit on ne pourra faire usage des douches; on les remplacera par le drap mouillé ou la compresse de Prissnitz.

Le drap mouillé consiste à placer sur un lit de repos par dessus une ou deux couvertures de laine un drap imbibé d'eau froide, et d'envelopper le malade; on le laisse là environ une demi heure ou plus, en ayant soin de temps en temps de relever les couvertures pour asperger avec de l'eau froide le drap, qui a de la tendance à s'échauffer. Au bout de ce temps on remplace le drap mouillé par un autre très sec, et on frictionne le malade pour amener la réaction.

Pour obtenir des effets analogues sur une partie limitée et non sur tout le corps, on emploiera la compresse de Prissnitz. C'est une serviette mouillée avec laquelle on enveloppe le thorax ou l'abdomen; elle est d'une grande utilité pour combattre certains symptômes de la chlorose.

Mais quel que soit le procédé employé on devra toujours se rappeler que tout le succès de l'hydrothérapie dépend de la façon dont se fait la réaction; c'est sur ce point surtout qu'on devra porter l'attention, et il ne faudra jamais abandonner les malades à eux-mêmes, aussitôt après la douche, car, si la réaction est mal ou incomplètement faite, elle peut

provoquer chez les malades des accidents d'une cer_
taine gravité.

Enfin, rappelons qu'on ne devra jamais ordonner l'hydrothérapie aux malades qui ont des tendances aux syncopes fréquentes et qui ne pourraient la supporter.

CHAPITRE VIII

Traitement symptomatique

Avant d'aborder l'étude du traitement symptomati-
que de la chlorose, il nous paraît indispensable de
signaler un écueil auquel se heurtent beaucoup de
médecins, qui veulent en quelque sorte suivre la
routine. Depuis longtemps, en effet, il est admis que,
tout d'abord, lorsqu'on se trouve en présence d'une
chlorotique, il faut absolument la nourrir avec de la
viande saignante et lui faire prendre du vin de quinquina. Le traitement par le fer n'est souvent même
considéré que comme accessoire. Dans ces derniers
temps cependant, on en est un peu revenu sur le
compte du quinquina. M. G. Sée, dans son Traité des
dyspepsies gastro-intestinales, nous dit que « c'est
« un médicament dont on abuse singulièrement ;
« sous prétexte de tonifier le malade, on l'expose aux
« accidents du tannin en général, et l'on ne produit
« aucun effet ». Le vin de quinquina surtout doit être
proscrit ; il aggrave les troubles digestifs, et déter-
mine toujours, lorsqu'on l'emploie un certain temps,
des troubles gastralgiques. Cependant comme ces
troubles sont occasionnés surtout par l'alcool, on

pourra employer le quinquina dans les formes d'atonie stomacale avec anorexie, pourvu qu'on ait soin de ne pas l'associer à des préparations alcooliques, et le donner par exemple sous forme de sirop. Presque toutes les jeunes filles chlorotiques qui viennent consulter un médecin, ont déjà absorbé une grande quantité de vins toniques, fortifiants, ou du moins considérés comme tels, que les familles leur ont donné de leur propre initiative, se fiant à la renommée et aux nombreuses réclames faites en faveur de ces préparations.

Il faudra donc, avant tout, supprimer radicalement tous les vins de quinquina, élixirs ou préparations analogues, qui sont nuisibles aux malades et entretiennent chez eux les troubles digestifs. Il en sera de même du régime purement carné, auquel on soumet d'habitude les chlorotiques. Sous prétexte de les tonifier, on leur donne des viandes noires, de bœuf ou de mouton, grillées ou roties et à peine cuites, du jus de viande et surtout du vin rouge en abondance. On leur recommande, par contre, de faire un usage restreint du lait et des œufs qui ne peuvent les fortifier.

Or, en instituant un régime alimentaire pour une chlorotique, on doit surtout rechercher les aliments de digestion facile, ne prédisposant pas à la constipation, contenant le moins possible de toxines. Parmi les aliments dont nous faisons journellement usage, les viandes noires, peu cuites, sont de beaucoup les moins aptes à remplir ces conditions. En ordonnant ce régime azoté, le médecin surcharge l'estomac de sa malade de principes nuisibles, et l'on est forcé de reconnaître que même lorsque ce régime est suivi très exactement pendant un certain temps, il ne se produit aucune amélioration.

Si la chlorose se rencontre rarement chez les jeunes filles de la campagne, cela tient en grande partie au milieu dans lequel elles vivent et à la vie qu'elles mènent, mais leur nourriture où la viande et le vin entrent pour une faible part, y contribue aussi beaucoup.

Donc, nous ne saurions trop répéter que, avant de commencer tout traitement, il est de la plus grande importance de supprimer ce régime soit-disant tonique et fortifiant. On devra également proscrire les pâtisseries, les ragoûts, les sauces, les farineux, les fromages et surtout les épices, les fruits verts et acides, les aliments vinaigrés. toutes choses pour lesquelles les malades ont toujours une appétence marquée.

On recommandera l'usage des viandes rôties, de préférence les viandes blanches, toujours très cuites. La viande crue sera utile dans certains cas, à condition toutefois de la préparer d'une façon convenable, c'est-à-dire de ne la râper qu'après l'avoir soigneusement débarrassée de tous les tendons et aponévroses. On conseillera surtout les œufs, les poissons à chair maigre. Les légumes verts et les légumes secs en purée et passés, compléteront ce régime, qui, on le voit, peut être assez varié. Comme boisson, on supprimera le café et la bière, le vin, tout au moins au début. M. Hayem considère l'eau comme la meilleure des boissons, mais si elle est la meilleure au point de vue de l'hygiène, elle n'est pas la plus agréable, aussi pourra-t-on permettre aux malades d'y mêler une faible quantité de vin blanc.— Le lait sera en tout cas et toujours un aliment et une boisson fort utile et très bien supportée.

Nous allons maintenant passer en revue le traitement des divers symptômes, qui peuvent accompagner la chlorose.

CHLOROSE DYSPEPTIQUE. — Dans les cas de chlorose où les symptômes dyspeptiques sont très accentués et semblent dominer la scène, il faudra s'occuper de les traiter tout d'abord, et ne recourir au fer que lorsqu'ils auront entièrement disparu.— La première indication est le repos, et nous entendons par là non pas seulement la suppression du travail et des fatigues qu'il peut occasionner, mais le séjour au lit ou tout au moins sur une chaise longue. Ce premier point produira dans la plupart des cas une amélioration notable; nous n'en voulons pour preuve que les changements constatés chez les malades qui entrent à l'hôpital, quand ils y sont depuis quelque temps, avant qu'aucun traitement n'ait été institué. Ils sont dus simplement au repos absolu observé par ces malades.

Pour bien comprendre les divers modes de traitement qu'il convient d'employer chez les chlorotiques dyspeptiques, il faut se rappeler ce que nous avons dit au chapitre des troubles digestifs. Nous avons reproduit un tableau de M. Hayem, où il notait les résultats que lui avait fournis l'analyse du suc gastrique chez 70 chlorotiques, — Nous avons vu qu'il les ramenait à deux types spéciaux; hyperpepsie et hypochlorhydrie, avec ou sans fermentation. — Il sera de la plus haute importance, de savoir à quel type on a à faire, car selon le cas, le traitement différera totalement. L'analyse du suc gastrique, seule capable de renseigner le médecin, devra donc être faite tout d'abord.

Dans les hyperpepsies chloro-organiques, le fer est bien assimilé et en général bien supporté : si cependant parfois il occasionne des douleurs, il suffira d'attendre pour l'administrer que l'estomac soit reposé ; pour cela le régime lacté est tout indiqué.

Dans la chlorose avec hypopepsie ou apepsie, le fer est bien accepté dans tous les cas, mais par suite de la trop faible quantité d'acide, il est déversé directement dans l'intestin et nullement assimilé. La difficulté est donc, non de faire accepter le fer, mais de le faire digérer et assimiler. C'est dans ces cas qu'on emploie avec succès l'acide chlorhydrique, donné à la fin de chacun des principaux repas. On donne dans un demi-verre d'eau sucrée une cuillerée à bouche d'une solution au 1/100. Un moyen plus actif encore est l'association au fer de phosphate de soude à la dose de 0,20 à 30 centigrammes. Enfin dans les cas d'hypopepsie intense, accompagnée de fermentations, le meilleur moyen préparatoire à l'administration du fer et même quelquefois au régime est le *lavage de l'estomac*, qui devra être fait tous les matins à jeun pendant une quinzaine de jours ; on emploiera une solution antiseptique, de préférence l'acide salicylique à un pour 1,000.

Un autre symptôme, qui accompagne souvent la chlorose, est la constipation. On a de tout temps conseillé d'associer au fer un laxatif léger, et beau-

coup de formules contiennent 0,15 à 0,20 centigrammes de rhubarbe, mais cette dose est absolument insuffisante, et ne peut donner de résultats
appréciables. Nous avons montré que le protoxalate
ne produisait pas de constipation, et que c'était
même là un de ses grands avantages. Son emploi
sera donc préconisé.

TROUBLES CIRCULATOIRES. — Parmi les troubles de
l'appareil circulatoire observés chez les chlorotiques,
les palpitations occupent le premier rang. Pour les
combattre le meilleur moyen sera de recommander
aux malades le repos absolu. On se trouvera bien, en
outre, de l'application sur la région précordiale de la
compresse de Prissnitz, dont nous avons parlé au
chapitre de l'hydrothérapie. Quelquefois, lorsque les
malades ont les battements du cœur très faibles, et
une tendance presque constante aux lypothimies, on
pourra leur donner immédiatement avant les repas
quatre cuillerées à café par jour de la solution suivante;

> Sulfate de spartéine......... 1 gramme.
> Eau distillée............... 100 grammes.

Les chlorotiques sont en outre assez sujettes aux
hémorragies, surtout aux épistaxis. Les ménorrhagies
étaient autrefois considérées comme fréquentes, mais
il est à peu près démontré aujourd'hui qu'elles ne
sont pas sous la dépendance de la chlorose; elles sont
dues à une métrite existant en même temps. Si ces
hémorragies sont assez répétées pour menacer les
malades d'une aggravation immédiate, on devra in-

tervenir le plus tôt possible en employant les divers procédés propres à arrêter les pertes sanguines : tamponnement, injections d'ergotine, etc., mais dans les cas légers, qui sont de beaucoup les plus fréquents, on verra ces accidents disparaître d'eux-mêmes, sous l'influence de la médication martiale. On pourra néanmoins employer le fer associé à l'ergotine.

> Tartrate ferrico-potassique... ⎫ aa 10 grammes.
> Ergotine........ .... ⎭
> Huile essentielle d'anis.....   q. s.

TROUBLES RESPIRATOIRES. — La dyspnée est le trouble le plus fréquent observé chez les chlorotiques ; nous avons déjà dit qu'on la combattait avec succès par les inhalations d'oxygène. — On trouve aussi quelquefois au sommet des poumons, une légère congestion qui peut faire croire à l'existence de la tuberculose, d'autant plus qu'elle s'accompagne assez souvent d'une petite toux sèche sans expectoration, due généralement à l'hystérie ou à la dyspepsie.

TROUBLES NERVEUX. — La céphalalgie est presque constante ; on observe également très souvent des névralgies, surtout des névralgies intercostales. Le traitement agit peu sur ces phénomènes intimement liés à la maladie ; ils ne peuvent disparaître qu'avec elle et on emploierait inutilement l'antipyrine ou autres médicaments analogues. La neurasthénie se rencontre également fort souvent chez les chlorotiques. Cet état moral avait déjà frappé les anciens auteurs, et Hippocrate décrit les chlorotiques comme des sujets tristes, susceptibles, inquiets sur leur position et constamment préoccupés, fuyant la société et présentant tous les signes d'une mélancolie qui va parfois jusqu'à l'aliénation mentale. Cette description est un peu exagérée, mais elle renferme cependant un fonds ce vérité.

Malheureusement, si la céphalée et les névralgies sont des symptômes dont on a peu à se préoccuper puisqu'ils disparaissent sous l'influence du traitement, il n'en est pas de même de la neurasthénie, et de l'hystérie que l'on voit souvent aussi compliquer la chlorose ; elles peuvent persister après la guérison. C'est alors qu'il conviendra surtout de soumettre les malades au traitement hydrothérapique. Le repos et le changement d'air pourront quelquefois amener l'amélioration. Enfin l'on donnera aux malades de ce genre de la *strychnine* à l'intérieur pendant un certain temps.

CHLOROSE FÉBRILE. — La chlorose fébrile est excessivement rare et ne se rencontre que dans les cas d'anémie intense. Les traitements employés dans les maladies fébriles, c'est-à-dire le sulfate de quinine et autres antithermiques, ne produisent ici aucun effet ; il est donc inutile de les employer. On devra seulement obliger les malades à garder le lit d'une façon absolue ; on pourra de plus les envelopper dans le drap mouillé, à la façon que nous avons décrite.

CHAPITRE IX.

Conduite et durée du traitement..

La première indication, lorsqu'on veut établir le traitement de la chlorose, est de poser nettement le diagnostic. Il ne faut pas la confondre avec la tuberculose au début, ou les anémies symptomatiques, ce qui n'est pas toujours facile, étant donné qu'il existe entre ces diverses maladies de nombreux points de ressemblance. Le médecin devra donc toujours se livrer à un examen minutieux de sa malade ; il devra surtout rechercher, autant que possible, s'il existe dans la famille des antécédents de chlorose ou de tuberculose.

Lorsque le diagnostic sera établi, il faudra s'informer si la malade n'a pas déjà suivi quelque traitement, et savoir quelles sont ses habitudes, son genre de vie et surtout de nourriture.

S'il n'y a pas de troubles digestifs, on pourra instituer tout de suite la médication ferrugineuse. -- Nous avons déjà montré quelles préparations on devait employer de préférence, à quel moment et à quelles doses on devrait les administrer, nous ne reviendrons pas sur ce point.

Ce traitement devra durer en moyenne de 6 semaines à deux mois ; mais au bout de ce temps, même si le malade n'est pas guéri, on interrompra pendant quelques jours, pour permettre à l'estomac de se reposer : on reprendra ensuite de la même façon, ne variant, s'il y a lieu, la préparation.

Il sera de la plus grande utilié d'examiner le sang au début, pendant le cours et à la fin du traitement. Ce n'est, en effet, que grâce aux renseignements fournis par ces analyses, qu'on pourra reconnaître si la guérison est effectuée.

Si la malade est dyspeptique, la durée du traitement sera forcément augmentée. Il faudra avant tout supprimer toute médication, condamner les malades au repos le plus complet, et les soumettre au régime lacté absolu. — Au bout d'environ trois semaines, on constate, sinon la disparition totale des troubles digestifs, au moins une notable amélioration, c'est alors seulement qu'on aura recours à la médication ; mais on doit surtout éviter de donner le fer trop tôt ; mieux vaut toujours attendre un peu, lorsqu'on ne sera pas très sûr de la guérison de la dyspepsie.

Les récidives sont assez fréquentes dans la chlorose ; le traitement hygiénique devra toujours être suivi strictement après la guérison ; ce sera le meilleur moyen d'éviter les rechutes. M. Hayem ne conseille pas de donner le fer comme préventif de ces récidives. Il est inutile, en effet, d'employer, lorsqu'il n'est pas indispensable, un médicament qui fatigue toujours un peu l'estomac.

Enfin, les médecins seront souvent consultés par

les familles des jeunes filles chlorotiques, pour savoir s'il ne serait pas utile de les marier pour les ramener à la santé. C'est une erreur que l'on commet assez généralement, de croire que le mariage influe d'une façon salutaire sur la disparition de la chlorose. Il ne produit aucun effet, et par contre les grossesses prédisposant généralement aux rechutes, on ne devra conseiller le mariage que lorsque la guérison sera nettement établie depuis un certain temps.

CONCLUSIONS

1º Le fer est indispensable pour déterminer la guérison de la chlorose.

2º Toutes les préparations ferrugineuses ne peuvent être également employées; c'est aux protosels, qu'on doit donner la préférence.

3º La direction générale du traitement doit varier suivant qu'il existe ou non des phénomènes dyspeptiques ; aussi est-il légitime de distinguer les chloroses *simples* et les chloroses *dyspeptiques*. Dans les premières, on peut instituer le traitement ferrugineux d'emblée ; dans les secondes, il est nécessaire de traiter au préalable les troubles dyspeptiques, et pour cela la suppression des médicaments inutiles ou nuisibles, l'observation du repos absolu et d'un régime alimentaire approprié, constituent des règles de traitement indispensables. Il est d'ailleurs nécessaire de se guider pour formuler le traitement de la chlorose dyspeptique, sur les indications fournies par l'examen du suc gastrique.

4º A côté de la médication spéciale par le fer, et de la médication s'adressant aux troubles digestifs, il est un certain nombre de traitements adjuvants comme l'aérothérapie et l'hydrothérapie qui peuvent rendre les plus grands services, mais qui à eux seuls ne suffisent pas à guérir la chlorose.

INDEX BIBLIOGRAPHIQUE

ANIDE : Note sur l'administration du fer. *N. York med. record.* p. 402, octobre 1891.

BOUILLAUT : De la chlorose et de l'anémie. *Bull. Ac. de méd.* 15 février 1859.

BOUILLAUT : La chlorose et l'anémie dans l'espèce humaine *C. R. Ac. des sciences*, 3 juin 1872.

COUTURIER : *Des rapports de la chlorose avec la dilatation de l'estomac.* Thèse de Paris, 29 novembre 1888.

DIEULAFOY : *Manuel de pathologie interne*, tome II, page 744, 6e édition, Paris, 1890.

FLEURY : *Traité d'hydrothérapie*, Paris, 1866.

GILBERT : Des causes et du traitement de la chlorose, *Gaz. hebdomad.* 1890, p. 455.

GILBERT : Article Chlorose, in *Traité de médecine*, tome II, p. 491. Paris. 1892.

GRABER : Étude du sang dans la chlorose, *Berlin klin. Woch.*, 28 novembre 1888.

GRISOLLE : Article Anémie du *Traité de pathologie interne*, 6· édition, Paris, 1864.

GUENEAU DE MUSSY : Leçons sur la chlorose. *Gaz. des hôpitaux* 1868, page 317.

HANNON : *Études sur le manganèse.* Bruxelles, 1849.

HARDY : Leçons sur la chlorose, *Gaz. des hôpitaux*, 1883.

HAYEM : *Du sang et de ses altérations anatomiques.* Paris, 1889, p. 614 et passim.

HAYEM : Médication de l'anémie, in *Leçons de thérapeutique*, tome II. Paris, 1891.

HAYEM : Du chimisme stomacal dans la chlorose. *Soc. méd. des hôpit.* 30 octobre 1891.

Hollis : De la chlorémie et de son traitement, *Brit. medic. Journal*, 31 mai 1890.

Huchard : Notions pratiques sur le traitement de la chlorose et de l'anémie. *Revue gén. de clin. et de thérap.* p. 409, 1880.

Huchard : Comment traiter une chlorose dyspeptique? *Revue gén. de clin. et de thérap.* p. 764, 1890.

Jaccoud : *Traité de pathologie interne.* tome II. p. 1038, 6ᵉ édition 1879.

Jaccoud : *Leçons de clinique médicale de la Pitié* (1883-84), Paris, 1885.

Laache : Le traitement des anémies, *Mercredi médical*, 20 août 1890.

Lépine : Sur l'élimination du fer. *Semaine médicale*, p. 39, 1892.

Liégeois : Du traitement de la chlorose par le cuivre. *Revue gén. de clinique et de thérap.*, p. 4, 1891.

Lorain : Article Chlorose. *Diction. de médecine et de chir. prat.* tome 7, page 297, Paris, 1867.

Luton : Une théorie de la chlorose, *Bull. soc. médic. de Reims*, p. 15. 1871.

Ch. Luzet : *La chlorose.* Biblioth. Charcot-Debove. Paris, 1892.

Ch. Luzet : Théories actuelles sur la nature de la chlorose. *Archives gén. de médecine*, juin 1893, page 717.

Mackenzie : Anémie, pathologie, symptômes, traitement. *Brit. medic. Journal*, 10 janvier 1891.

Marais : Traitement de la chlorose. *Berlin. klin. Wochen.* 1890, p. 329.

Moriez : *La chlorose.* Thèse d'agrégation, Paris, 1880.

Nothagnel : De la chlorose. *Wien. med. Presse*, nᵒ 51, 1891.

Peter : Du traitement de la chlorose. *Semaine médicale* 1889, 6 février.

Potain : Anémie, in *Dict. des sciences médicales*, Paris 1867, tome 4, p. 327.

Potain : Formes cliniques et diagnostic de la chlorose. *Semaine médicale* 1886, 29 décembre.

Potain : De la chlorose. *Union médicale*, 23 décembre 1890.

Rosenbach : Pathologie et traitement de la chlorose *Deutsche med. Woch.* 1884, nᵒ 19.

Schultz : Du traitement de la chlorose par le soufre. *Berlin klin. Woch.*, p. 285, mars 1892.

G. Sée : *Du sang et des anémies*, Paris, 1886.

Thompson : Traitement de la chlorose par le phosphure de zinc. *Trans. of the obstetrical Soc. of London*, vol. 17, p. 57, 1876.

P. Tissier : Traitement de la chlorose. *Annales de médecine scientifique et pratique*, 1892, pages 7, 38 et 118.

Trazit : *De la chlorose fébrile*, thèse de Paris, 15 mars 1888.

TABLE DES MATIÈRES

A LA MÊME LIBRAIRIE

ORLÉANS, IMP. G. MORAND, RUE BANNIER, 47.

9 782013 502337